MW01231234

Recetas Cetogénicas Para El Chaflán 2021

Libro De Recetas Sencillas Y Fáciles Para
Disfrutar De Tus Deliciosos Cafés
Cetogénicos Para Empezar Bien El Día

Sandra Brown

Belen Navarro

este libro se ha derivado de varias fuentes. Consulte a un profesional con licencia antes de intentar cualquier técnica descrita en este libro.

Al leer este documento, el lector está de acuerdo en que bajo ninguna circunstancia es el autor responsable de ninguna pérdida, directa o indirecta, que se incurra como resultado del uso de la información contenida en este documento, incluyendo, pero no limitado a, — errores, omisiones o inexactitudes.

Tabla de contenido

7

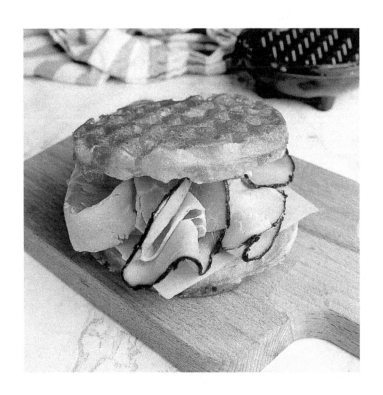

Recetas

Principiantes

Sándwich cremoso de pan de pollo

Tiempo de preparación: 5 minutos

Tiempo de cocción: 10 minutos

Porciones: 2

ingredientes:

- Spray de cocina
- 1 taza de filete de pechuga de pollo, en cubos
- Sal y pimienta al gusto
- 1/4 de taza de crema multiusos
- 4 rozaduras de ajo
- Perejil picado

Indicaciones:

1. Rocía la sartén con aceite.
2. Ponlo a fuego medio.
3. Agregue los cubos de filete de pollo.
4. Sazona con sal y pimienta.
5. Reduzca el fuego y agregue la crema.
6. Esparce la mezcla de pollo encima del chaffle.
7. Decorar con perejil y tapa con otro chaffle.

nutrición:

Calorías 273

Grasa total 38.4g

Grasa saturada 4.1g

Colesterol 62mg

Sodio 373mg

Carbohidratos totales 22.5g

Fibra dietética 1.1g

Azúcares totales 3.2g

Proteína 17.5g

Potasio 177mg

Hamburguesa de chaffle de Pavo

Tiempo de preparación: 10 minutos

Tiempo de cocción: 10 minutos

Porciones: 2

ingredientes:

- 2 tazas de pavo molido
- Sal y pimienta al gusto
- 1 cucharada de aceite de oliva
- 4 rozaduras de ajo
- 1 taza de lechuga romana picada
- 1 tomate en rodajas
- mayonesa
- salsa de tomate

Indicaciones:

1. Combine el pavo molido, la sal **y** la pimienta.
2. Forma 2 empanadas de hamburguesa gruesas.
3. Añadir el aceite de oliva a una sartén a fuego medio.
4. Cocine la hamburguesa de pavo hasta que esté completamente cocinada en ambos lados.
5. Extienda la mayonesa en el chaffle.
6. Cubra con la hamburguesa de pavo, lechuga y tomate.
7. Chorro ketchup en la parte superior antes de rematar con otro chaffle.

nutrición:

Calorías 555

Grasa total 21.5g

Grasa saturada 3.5g

Colesterol 117mg

Sodio 654mg

Carbohidratos totales 4.1g

Fibra dietética 2.5g

Proteína 31.7g

Azúcares totales 1g

Rollo sándwich de chaffle de huevo y cebollino

Tiempo de preparación: 5 minutos

Tiempo de cocción: 0 minutos

Porciones: 2

ingredientes:

- 2 cucharadas de mayonesa
- 1 huevo duro, picado
- 1 cucharada de cebollinos picados
- 2 rozaduras básicas

Indicaciones:

1. En un tazón, mezcle la mayonesa, el huevo y los cebollinos.
2. Esparce la mezcla encima de los rozaduras.
3. Enrolla el chaffle.

nutrición:

Calorías 258

Grasa total 14.2g

Grasa saturada 2.8g

Colesterol 171mg

Sodio 271mg

Potasio 71mg

Carbohidratos totales 7.5g

Fibra dietética 0.1g

Proteína 5.9g

Azúcares totales 2.3g

Chaffle de chocolate y almendras

Tiempo de preparación: 5 minutos

Tiempo de cocción: 12 minutos

Porciones: 3

ingredientes:

- 1 huevo
- 1/4 de taza de queso mozzarella rallado
- 1 oz. de queso crema
- 2 cucharaditas de edulcorante
- 1 cucharadita de vainilla
- 2 cucharadas de cacao en polvo
- 1 cucharadita de polvo de hornear
- 2 cucharadas de almendras picadas
- 4 cucharadas de harina de almendras

método:

1. Mezcle todos los ingredientes en un tazón mientras el fabricante de gofres está precalentando.
2. Vierta parte de la mezcla en el fabricante de gofres.
3. Cierre y cocine durante 4 minutos.
4. Transfiera el chaffle a un plato. Dejar enfriar durante 2 minutos.
5. Repita los pasos utilizando la mezcla restante.

Valor nutricional:

- Calorías 167
- Grasa total 13.1g
- Grasa saturada 5g
- Colesterol 99mg
- Sodio 99mg
- Potasio 481mg
- Carbohidratos totales 9.1g
- Fibra dietética 3.8g
- Proteína 7.8g
- Azúcares totales 0.8g

Bruschetta Chaffle

Tiempo de preparación: 5 minutos

Tiempo de cocción: 5 minutos

Porciones: 2

ingredientes:

- 2 rozaduras básicas
- 2 cucharadas de salsa marinara sin azúcar
- 2 cucharadas de mozzarella, destrozada
- 1 cucharada de aceitunas en rodajas
- 1 tomate en rodajas
- 1 cucharada de salsa pesto apto para keto
- Hojas de albahaca

Indicaciones:

1. Esparce la salsa marinara en cada paja.
2. Cucharear pesto y esparcir encima de la salsa marinara.
3. Cubra con el tomate, las aceitunas **y la** mozzarella.
4. Hornee en el horno durante 3 minutos o hasta que el queso se haya derretido.
5. Decorar con albahaca.
6. Sirva y disfrute.

nutrición:

Calorías 182

Grasa total 11g

Grasa saturada 6.1g

Colesterol 30mg

Sodio 508mg

Potasio 1mg

Carbohidratos totales 3.1g

Fibra dietética 1.1g

Proteína 16.8g

Azúcares totales 1g

Gasa de ternera salada

Tiempo de preparación: 10 minutos

Tiempo de cocción: 15 minutos

Porciones: 2

ingredientes:

- 1 cucharadita de aceite de oliva
- 2 tazas de carne molida
- Sal de ajo al gusto
- 1 pimiento rojo, cortado en rodajas
- 1 pimiento verde, cortado en tiras
- 1 cebolla picada
- 1 hoja de laurel
- 2 rozaduras de ajo
- mantequilla

Indicaciones:

1. Pon la sartén a fuego medio.
2. Agregue el aceite de oliva y cocine la carne molida hasta que se dore.
3. Sazona con sal de ajo y añade hoja de laurel.
4. Escurrir la grasa, transferir a un plato y reservar.
5. Deseche la hoja de laurel.
6. En la misma sartén, cocine la cebolla y los pimientos durante 2 minutos.
7. Vuelve a poner la carne en la sartén.
8. Caliente durante 1 minuto.
9. Esparce la mantequilla encima del chaffle.
10. Agregue la carne molida y verduras.

11. Enrolle o doble el chaffle.

nutrición:

Calorías 220

Grasa total 17.8g

Grasa saturada 8g

Colesterol 76mg

Sodio 60mg

Carbohidratos totales 3g

Fibra dietética 2g

Azúcares totales 5.4g

Proteína 27.1g

Potasio 537mg

Chaffles asiáticos de coliflor

Tiempo de preparación: 20 minutos

Tiempo de cocción: 28 minutos

Porciones: 4

ingredientes:

Para los rozaduras:

- 1 taza de arroz de coliflor al vapor
- 1 huevo grande, batido
- Sal y pimienta negra recién molida al gusto
- 1 taza de queso parmesano finamente rallado
- 1 cucharadita de semillas de sésamo
- 1/4 de taza de cebolletas frescas picadas

Para la salsa de inmersión:

- 3 cucharadas de aminoácidos de coco
- 1 1/2 cucharada de vinagre normal
- 1 cucharadita de puré de jengibre fresco
- 1 cucharadita de pasta de ajo fresco
- 3 cucharadas de aceite de sésamo
- 1 cucharadita de salsa de pescado
- 1 cucharadita de hojuelas de chile rojo

Indicaciones:

1. Precalentar la plancha de gofres.
2. En un tazón mediano, mezcle el arroz de coliflor, el huevo, la sal, la pimienta negra y el queso parmesano.
3. Abra el hierro y agregue una cuarta parte de la mezcla. Cierre y cocine hasta que esté crujiente, 7 minutos.

21

4. Transfiera el chaffle a un plato y haga 3 chaffles más de la misma manera.
5. Mientras tanto, prepara la salsa de inmersión.
6. En un tazón mediano, mezcle todos los ingredientes para la salsa de inmersión.
7. Prepara las castas,decora con las semillas de sésamo y las cebolletas y sirve con la salsa de inmersión.

nutrición:

Calorías 231

Grasas 18.88g

Carbohidratos 6.32g

Carbohidratos netos 5.42g

Proteína 9.66g

Chaffles de perritos calientes

Tiempo de preparación: 15 minutos

Tiempo de cocción: 14 minutos

Porciones: 2

ingredientes:

- 1 huevo batido
- 1 taza de queso cheddar finamente rallado
- 2 salchichas para perros calientes, cocinadas
- Aderezo de mostaza para cobertura
- 8 rodajas de pepinillo

Indicaciones:

1. Precalentar la plancha de gofres.
2. En un tazón mediano, mezcle el huevo y el queso cheddar.
3. Abra el hierro y agregue la mitad de la mezcla. Cierre y cocine hasta que esté crujiente, 7 minutos.
4. Transfiera el chaffle a un plato y haga un segundo chaffle de la misma manera.
5. Para servir, cubra cada chaffle con una salchicha, arremolina el aderezo de mostaza en la parte superior, y luego divida las rodajas de pepinillo en la parte superior.
6. ¡disfrutar!

nutrición:

Calorías 231   Carbohidratos 2.8g

Grasas 18.29g   Carbohidratos netos 2.6g

Proteína 13.39g

Camarones picantes y chaffles

Tiempo de preparación: 15 minutos

Tiempo de cocción: 31 minutos

Porciones: 4

ingredientes:

Para el camarón:

- 1 cucharada de aceite de oliva
- 1 libra de camarón jumbo, pelado y desveinado
- 1 cucharada de condimento criollo
- Sal al gusto
- 2 cucharadas de salsa picante
- 3 cucharadas de mantequilla
- 2 cucharadas de cebolletas frescas picadas para decorar

Para los rozaduras:

- 2 huevos batidos
- 1 taza de queso Monterey Jack finamente rallado

Indicaciones:

Para el camarón:

1. Caliente el aceite de oliva en una sartén mediana a fuego medio.
2. Sazona el camarón con el condimento criollo y la sal. Cocine en el aceite hasta que esté rosado y opaco en ambos lados, 2 minutos.

3. Vierta la salsa picante y la mantequilla. Mezcle bien hasta que los camarones estén adecuadamente cubiertos en la salsa, 1 minuto.
4. Apague el fuego y reserve.

Para los rozaduras:

1. Precalentar la plancha de gofres.
2. En un tazón mediano, mezcle los huevos y el queso Monterey Jack.
3. Abra el hierro y agregue una cuarta parte de la mezcla. Cierre y cocine hasta que esté crujiente, 7 minutos.
4. Transfiera el chaffle a un plato y haga 3 chaffles más de la misma manera.
5. Corta los pajas en cuartos y colóquelos en un plato.
6. Cubra con los camarones y decore con las cebolletas.
7. Sirva caliente.

nutrición:

Calorías 342

Grasas 19.75g

Carbohidratos 2.8g

Carbohidratos netos 2.3g

Proteína 36.01g

Nachos de pollo y chaffle

Tiempo de preparación: 15 minutos

Tiempo de cocción: 33 minutos

Porciones: 4

ingredientes:

Para los rozaduras:

- 2 huevos batidos
- 1 taza de mezcla de queso mexicano finamente rallado

Para la cobertura de queso de pollo:

- 2 cucharadas de mantequilla
- 1 cucharada de harina de almendras
- 1/4 de taza de leche de almendras sin endulza
- 1 taza de queso cheddar finamente rallado + más para decorar
- 3 rodajas de tocino, cocidas y picadas
- 2 tazas de pechugas de pollo cocidas y cortadas en cubos
- 2 cucharadas de salsa picante
- 2 cucharadas de cebolletas frescas picadas

Indicaciones:

Para los rozaduras:

1. Precalentar la plancha de gofres.
2. En un tazón mediano, mezcle los huevos y la mezcla de queso mexicano.
3. Abra el hierro y agregue una cuarta parte de la mezcla. Cierre y cocine hasta que esté crujiente, 7 minutos.

4. Transfiera el chaffle a un plato y haga 3 chaffles más de la misma manera.
5. Coloque los rozaduras en los platos de servicio y reserve para servir.

Para la cobertura de queso de pollo:

1. Derretir la mantequilla en una sartén grande y mezclar en la harina de almendras hasta que se dore, 1 minuto.
2. Vierta la leche de almendras y bata hasta que esté bien combinada. Cocine a fuego lento hasta que espese, 2 minutos.
3. Agregue el queso para derretir, 2 minutos y luego mezcle el tocino, el pollo y la salsa picante.
4. Coloca la mezcla en los pajares y cubre con un poco más de queso cheddar.
5. Decorar con las cebolletas y servir inmediatamente.

nutrición:

Calorías 524

Grasas 37.51g

Carbohidratos 3.55g

Carbohidratos netos 3.25g

Proteína 41.86g

Búfalo Hummus Chozas de Ternera

Tiempo de preparación: 15 minutos

Tiempo de cocción: 32 minutos

Porciones: 4

ingredientes:

- 2 huevos
- 1 taza + 1/4 de taza de queso cheddar finamente rallado, dividido
- 2 cebolletas frescas picadas
- Sal y pimienta negra recién molida al gusto
- 2 pechugas de pollo, cocidas y cortadas en cubos
- 1/4 de taza de salsa de búfalo
- 3 cucharadas de hummus bajo en carbohidratos
- 2 tallos de apio picados
- 1/4 de taza de queso azul desmenuzado para la cobertura

Indicaciones:

1. Precalentar la plancha de gofres.
2. En un tazón mediano, mezcle los huevos, 1 taza de queso cheddar, cebolletas, sal y pimienta negra,
3. Abra el hierro y agregue una cuarta parte de la mezcla. Cierre y cocine hasta que esté crujiente, 7 minutos.
4. Transfiera el chaffle a un plato y haga 3 chaffles más de la misma manera.
5. Precaliente el horno a 400 F y forre una bandeja para hornear con papel pergamino. reservar.

6. Corta los pajas en cuartos y colócalas en la bandeja para hornear.
7. En un tazón mediano, mezcle el pollo con la salsa de búfalo, el hummus y el apio.
8. Coloca la mezcla de pollo en cada cuarto de paja y cubre con el queso cheddar restante.
9. Coloque la bandeja para hornear en el horno y hornee hasta que el queso se derrita, 4 minutos.
10. Retirar del horno y la parte superior con el queso azul.
11. Sirva después.

nutrición:

Calorías 552

Grasas 28.37g

Carbohidratos 6.97g

Carbohidratos netos 6.07g

Proteína 59.8g

Sándwiches de gasa de cerdo tirados

Tiempo de preparación: 20 minutos

Tiempo de cocción: 28 minutos

Porciones: 4

ingredientes:

- 2 huevos batidos
- 1 taza de queso cheddar finamente rallado
- 1/4 cucharadita de polvo de hornear
- 2 tazas de cerdo cocido y rallado
- 1 cucharada de salsa bbq sin azúcar
- 2 tazas de mezcla de ensalada de col rallada
- 2 cucharadas de vinagre de manzana
- 1/2 cucharadita de sal
- 1/4 de taza de aderezo ranchero

Indicaciones:

1. Precalentar la plancha de gofres.
2. En un tazón mediano, mezcle los huevos, el queso cheddar y el polvo de hornear.
3. Abra el hierro y agregue una cuarta parte de la mezcla. Cierre y cocine hasta que esté crujiente, 7 minutos.
4. Transfiera el chaffle a un plato y haga 3 chaffles más de la misma manera.
5. Mientras tanto, en otro tazón mediano, mezcle el cerdo tirado con la salsa BBQ hasta que esté bien combinado. reservar.

6. Además, mezcle la mezcla de ensalada de col, vinagre de sidra de manzana, sal y aderezo ranchero en otro tazón mediano.
7. Cuando los rozaduras_ estén listos, en dos pedazos, divida el cerdo y luego cubra con la ensalada de col del rancho. Cubra con los _rozaduras restantes_ e inserte mini pinchos para asegurar los sándwiches.
8. Disfruta después.

<u>nutrición:</u>

Calorías 374

Grasas 23.61g

Carbohidratos 8.2g

Carbohidratos netos 8.2g

Proteína 28.05g

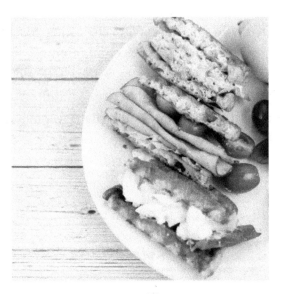

Chicken Jalapeño Chaffles

Tiempo de preparación: 15 minutos

Tiempo de cocción: 14 minutos

Porciones: 2

ingredientes:

- 1/8 de taza de queso parmesano finamente rallado
- 1/4 de taza de queso cheddar finamente rallado
- 1 huevo batido
- 1/2 taza de pechugas de pollo cocidas, cortadas en cubos
- 1 pimiento jalapeño pequeño, sin semilla y picado
- 1/8 cucharadita de ajo en polvo
- 1/8 cucharadita de cebolla en polvo
- 1 cucharadita de queso crema, suavizado

Indicaciones:

1. Precalentar la plancha de gofres.
2. En un tazón mediano, mezcle todos los ingredientes hasta que se combinen adecuadamente.
3. Abra el hierro y agregue la mitad de la mezcla. Cierre y cocine hasta que esté crujiente, 7 minutos.
4. Transfiera el chaffle a un plato y haga un segundo chaffle de la misma manera.
5. Deje enfriar y servir después.

<u>nutrición:</u>

Calorías 201

Grasas 11.49g

Carbohidratos 3.76g

Carbohidratos netos 3.36g

Proteína 20.11g

Okonomiyaki Chaffles

Tiempo de preparación: 20 minutos

Tiempo de cocción: 28 minutos

Porciones: 4

ingredientes:

Para los rozaduras:

- 2 huevos batidos
- 1 taza de queso mozzarella finamente rallado
- 1/2 cucharadita de polvo de hornear
- 1/4 de taza de rábanos rallados

Para la salsa:

- 2 cucharaditas de aminoácidos de coco
- 2 cucharadas de ketchup sin azúcar
- 1 cucharada de jarabe de arce sin azúcar
- 2 cucharaditas de salsa Worcestershire

Para la cobertura:

- 1 cucharada de mayonesa
- 2 cucharadas de cebolletas frescas picadas
- 2 cucharadas de escamas de bonito
- 1 cucharadita de polvo seco de algas marinas
- 1 cucharada de jengibre encurtido

Indicaciones:

Para los rozaduras:

1. Precalentar la plancha de gofres.

2. En un tazón mediano, mezcle los huevos, el queso mozzarella, el polvo de hornear y los rábanos.
3. Abra el hierro y agregue una cuarta parte de la mezcla. Cierre y cocine hasta que esté crujiente, 7 minutos.
4. Transfiera el chaffle a un plato y haga 3 chaffles más de la misma manera.
5. Para la salsa:
6. Combine los aminoácidos de coco, el ketchup, el jarabe de arce y la salsa Worcestershire en un tazón mediano y mezcle bien.

Para la cobertura:

1. En otro tazón de mezcla, mezcle la mayonesa, las cebolletas, las escamas de bonito, el polvo de algas y el jengibre
2. A porciones:
3. Coloca los chaffles en cuatro platos diferentes y arremolina la salsa en la parte superior. Extienda la cobertura en los rozaduras y sirva después.

nutrición:

Calorías 90

Grasas 3.32g

Carbohidratos 2.97g

Carbohidratos netos 2.17g

Proteína 12.09g

Keto Reuben Chaffles

Tiempo de preparación: 15 minutos

Tiempo de cocción: 28 minutos

Porciones: 4

ingredientes:

Para los rozaduras:

- 2 huevos batidos
- 1 taza de queso suizo finamente rallado
- 2 cucharaditas de semillas de alcaravea
- 1/8 cucharadita de sal
- 1/2 cucharadita de polvo de hornear

Para la salsa:

- 2 cucharadas de ketchup sin azúcar
- 3 cucharadas de mayonesa
- 1 cucharada de sabor al eneldo
- 1 cucharadita de salsa picante

Para el relleno:

- 6 oz de pastrami
- 2 rebanadas de queso suizo
- 1/4 de taza de rábanos encurtidos

Indicaciones:

Para los rozaduras:

1. Precalentar la plancha de gofres.
2. En un tazón mediano, mezcle los huevos, el queso suizo, las semillas de alcaravea, la sal y el polvo de hornear.
3. Abra el hierro y agregue una cuarta parte de la mezcla. Cierre y cocine hasta que esté crujiente, 7 minutos.
4. Transfiera el chaffle a un plato y haga 3 chaffles más de la misma manera.

Para la salsa:

1. En otro tazón, mezcle el ketchup, la mayonesa, el sabor del eneldo y la salsa picante.
2. Para ensamblar:
3. Dividir en dos rozaduras; la salsa, el pastrami, las rebanadas de queso suizo y los rábanos encurtidos.
4. Cubrir con los otros chaffles,dividir el sándwich en mitades y servir.

nutrición:

Calorías 316

Grasas 21.78g

Carbohidratos 6.52g

Carbohidratos netos 5.42g

Proteína 23.56g

Palitos churro de calabaza y canela

Tiempo de preparación: 10 minutos

Tiempo de cocción: 14 minutos

Porciones: 2

ingredientes:

- 3 cucharadas de harina de coco
- 1/4 de taza de puré de calabaza
- 1 huevo batido
- 1/2 taza de queso mozzarella finamente rallado
- 2 cucharadas de jarabe de arce sin azúcar + más para servir
- 1 cucharadita de polvo de hornear
- 1 cucharadita de extracto de vainilla
- 1/2 cucharadita de condimento de especias de calabaza
- 1/8 cucharadita de sal
- 1 cucharada de canela en polvo

Indicaciones:

1. Precalentar la plancha de gofres.
2. Mezcle todos los ingredientes en un tazón mediano hasta que estén bien combinados.
3. Abra el hierro y agregue la mitad de la mezcla. Cierre y cocine hasta que estén dorados y crujientes, 7 minutos.
4. Retire el chaffle en un plato y haga 1 más con la masa restante.
5. Corta cada paja en palos, rocía la parte superior con más jarabe de arce y sirve después.

Datos nutricionales por porción:

Calorías 219

Grasas 9.72g

Carbohidratos 8.64g

Carbohidratos netos 4.34g

Proteína 25.27g

Chaffle de caramelo de chocolate Keto

Tiempo de preparación: 10 minutos

Tiempo de cocción: 14 minutos

Porciones: 2

ingredientes:

- 1 huevo batido
- 1/4 de taza de queso Gruyere finamente rallado
- 2 cucharadas de cacao en polvo sin endulzar
- 1/4 cucharadita de polvo de hornear
- 1/4 cucharadita de extracto de vainilla
- 2 cucharadas de eritritol
- 1 cucharadita de harina de almendras
- 1 cucharadita de crema para batir pesada
- Una pizca de sal

Indicaciones:

1. Precalentar la plancha de gofres.
2. Agregue todos los ingredientes a un tazón mediano y mezcle bien.
3. Abra el hierro y agregue la mitad de la mezcla. Cierre y cocine hasta que estén dorados y crujientes, 7 minutos.
4. Retire el chaffle en un plato y haga otro con la masa restante.
5. Corta cada paja en cuñas y sirve después.

<u>Datos nutricionales por porción:</u>

Calorías 173

Grasas 13.08g

Carbohidratos 3.98g

Carbohidratos netos 2.28g

Proteína 12.27g

Chaffles de calabacín parmesano

Tiempo de preparación: 10 minutos

Tiempo de cocción: 14 minutos

Porciones: 2

ingredientes:

- 1 taza de calabacín rabacín rallado
- 1 huevo batido
- 1/2 taza de queso parmesano finamente rallado
- Sal y pimienta negra recién molida al gusto

Indicaciones:

1. Precalentar la plancha de gofres.
2. Ponga todos los ingredientes en un tazón mediano y mezcle bien.
3. Abra el hierro y agregue la mitad de la mezcla. Cierre y cocine hasta que esté crujiente, 7 minutos.
4. Retire el chaffle en un plato y haga otro con la mezcla restante.
5. Corta cada paja en cuñas y sirve después.

Datos nutricionales por porción:

Calorías 138

Grasas 9.07g

Carbohidratos 3.81g

Carbohidratos netos 3.71g

Proteína 10.02g

40. Mordeduras de gasa de queso azul

Tiempo de preparación: 10 minutos

Tiempo de cocción: 14 minutos

Porciones: 2

ingredientes:

- 1 huevo batido
- 1/2 taza de queso parmesano finamente rallado
- 1/4 de taza de queso azul desmenuzado
- 1 cucharadita de eritritol

Indicaciones:

1. Precalentar la plancha de gofres.
2. Mezcle todos los ingredientes en un tazón.
3. Abra el hierro y agregue la mitad de la mezcla. Cierre y cocine hasta que esté crujiente, 7 minutos.
4. Retire el chaffle en un plato y haga otro con la mezcla restante.
5. Corta cada paja en cuñas y sirve después.

Datos nutricionales por porción:

Calorías 196

Grasas 13.91g

Carbohidratos 4.03g

Carbohidratos netos 4.03g

Proteína 13.48g

Picaduras de guacamole chaffle

Tiempo de preparación: 10 minutos

Tiempo de cocción: 14 minutos

Porciones: 2

ingredientes:

- 1 nabo grande, cocido y machacado
- 2 rebanadas de tocino, cocidas y finamente picadas
- 1/2 taza de queso Monterey Jack finamente rallado
- 1 huevo batido
- 1 taza de guacamole para rematar

Indicaciones:

1. Precalentar la plancha de gofres.
2. Mezcle todos los ingredientes excepto el guacamole en un tazón mediano.
3. Abra el hierro y agregue la mitad de la mezcla. Cierre y cocine durante 4 minutos. Abra la tapa, voltee el chaffle y cocine aún más hasta que esté dorado y crujiente, 3 minutos.
4. Retire el chaffle en un plato y haga otro de la misma manera.
5. Corta cada paja en cuñas, cubre con el guacamole y sirve después.

<u>Datos nutricionales por porción:</u>

Calorías 311

Grasas 22.52g

Carbohidratos 8.29g

Carbohidratos netos 5.79g

Proteína 13.62g

intermedio

Chaffle de calabaza con glaseado

Tiempo de preparación: 15 minutos

Porciones: 2

ingredientes:

- 1 huevo, ligeramente batido
- 1 cucharada de puré de calabaza sin azúcar
- 1/4 cucharadita de especia de pastel de calabaza
- 1/2 taza de queso mozzarella rallado

Para glaseado:

- 1/2 cucharadita de vainilla
- 2 cucharadas de swerve
- 2 cucharadas de queso crema, suavizado

Indicaciones:

1. Precalentar a tu fabricante de gofres.
2. Agregue el huevo en un tazón y bata bien.
3. Agregue el puré de calabaza, la especia del pastel de calabaza y el queso y revuelva bien.
4. Rocíe el fabricante de gofres con spray de cocina.
5. Vierta 1/2 de la masa en el fabricante de gofres calientes y cocine durante 3-4 minutos o hasta que se dore. Repita con la masa restante.
6. En un tazón pequeño, mezcle todos los ingredientes de glaseado hasta que estén suaves.
7. Agregue el glaseado encima de los repos_ calientes y sirva.

nutrición:

Calorías 98

Grasa 7 g

Carbohidratos 3.6 g

Azúcar 0,6 g

Proteína 5,6 g

Colesterol 97 mg

Chaffle de mantequilla de maní de desayuno

Tiempo de preparación: 15 minutos

Porciones: 2

ingredientes:

- 1 huevo, ligeramente batido
- 1/2 cucharadita de vainilla
- 1 cucharada de swerve
- 2 cucharadas de mantequilla de maní en polvo
- 1/2 taza de queso mozzarella rallado

Indicaciones:

1. Precalentar a tu fabricante de gofres.
2. Agregue todos los ingredientes en el tazón y mezcle hasta que estén bien combinados.
3. Rocíe el fabricante de gofres con spray de cocina.
4. Vierta la mitad de la masa en el fabricante de gofres calientes y cocine durante 5-7 minutos o hasta que se dore. Repita con la masa restante.
5. Sirva y disfrute.

nutrición:

Calorías 80

Azúcar 0,6 g

Grasa 4,1 g

Proteína 7,4 g

Carbohidratos 2,9 g

Colesterol 86 mg

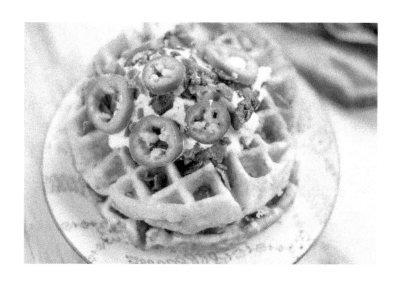

Chaffles con manzana caramelizada y yogur

Porción: 2

Tiempo de preparación: 5 minutos

Tiempo de cocción: 10 minutos

ingredientes

- 1 cucharada de mantequilla sin sal
- 1 cucharada de azúcar morena dorada
- 1 manzana Granny Smith, sin corazón y en rodajas finas
- 1 pizca de sal
- 2 gofres congelados integrales, tostados
- 1/2 taza de queso mozzarella rallado
- 1/4 de taza de yogur yoplait® vainilla francesa original

dirección

1. Derretir la mantequilla en una sartén grande a fuego medio-alto hasta que empiece a dorar. Agregue el queso mozzarella y revuelva bien.
2. Agregue el azúcar, las rodajas de manzana y la sal y cocine, revolviendo con frecuencia, hasta que las manzanas se ablanden y estén tiernas, aproximadamente de 6 a 9 minutos.
3. Ponga un gofre caliente cada uno en un plato, cubra cada uno con yogur y manzanas. Sirva caliente.

nutrición:

Calorías: 240 calorías

Grasa total: 10,4 g

Colesterol: 54 mg

Sodio: 226 mg

Carbohidrato total: 33.8 g

Proteína: 4,7 g

Cuenco de helado de chaffle

Tiempo de preparación: 5 minutos

Tiempo de cocción: 0 minutos

Porciones: 2

ingredientes:

- 4 rozaduras básicas
- 2 cucharadas de helado de keto
- 2 cucharaditas de jarabe de chocolate sin azúcar

método:

1. Coloca 2 castas básicas en un tazón, siguiendo el diseño contorneado del tazón.
2. Cubra con el helado.
3. Rocíe con el jarabe en la parte superior.
4. servir.

Valor nutricional:

- Calorías 181
- Grasa total 17.2g
- Grasa saturada 4.2g
- Colesterol 26mg
- Sodio 38mg
- Carbohidratos totales 7g
- Fibra dietética 1g
- Azúcares totales 4.1g
- Proteína 0.4g
- Potasio 0mg

70. Chaffle de calabacín

Tiempo de preparación: 10 minutos

Tiempo de cocción: 8 minutos

Porciones: 2

ingredientes:

- 1 taza de calabacín rallado
- 1/4 de taza de queso mozzarella rallado
- 1 huevo batido
- 1/2 taza de queso parmesano rallado
- 1 cucharadita de albahaca seca
- Sal y pimienta al gusto

método:

1. Precalentar a tu fabricante de gofres.
2. Espolvorear la pizca de sal sobre el calabacín y mezclar.
3. Deja reposar durante 2 minutos.
4. Envuelva el calabacín con la toalla de papel y apriételo para deshacerse del agua.
5. Transfiéralo a un tazón y revuelve el resto de los ingredientes.
6. Vierta la mitad de la mezcla en el fabricante de gofres.
7. Cierre el dispositivo.
8. Cocine durante 4 minutos.
9. Haga el segundo chaffle siguiendo los mismos pasos.

Valor nutricional:

- Calorías 194
- Grasa total 13 g
- Grasa saturada 7 g
- Colesterol 115 mg
- Sodio 789 mg
- Potasio 223 mg
- Carbohidratos totales 4 g
- Fibra dietética 1 g
- Proteína 16 g
- Azúcares totales 2 g

Pastel de crema de chaffle

Tiempo de preparación: 20 minutos

Tiempo de cocción: 30 minutos

Porciones: 8

ingredientes:

Chaffle

- 4 oz. de queso crema
- 4 huevos
- 1 cucharada de mantequilla, derretida
- 1 cucharadita de extracto de vainilla
- 1/2 cucharadita de canela
- 1 cucharada de edulcorante
- 4 cucharadas de harina de coco
- 1 cucharada de harina de almendras
- 1 1/2 cucharadita de polvo de hornear
- 1 cucharada de hojuelas de coco (sin azúcar)
- 1 cucharada de nueces picadas

alcorza

- 2 oz. de queso crema
- 2 cucharadas de mantequilla
- 2 cucharadas de edulcorante
- 1/2 cucharadita de vainilla

método:

1. Combine todos los ingredientes de la toba excepto las hojuelas de coco y las nueces en una licuadora.
2. Licúe hasta que quede suave.
3. Conecta tu fabricante de gofres.

4. Agregue parte de la mezcla al fabricante de gofres.
5. Cocine durante 3 minutos.
6. Repita los pasos hasta que se utilice la masa restante.
7. Mientras dejas que los rozaduras se enfríen, haz el glaseado combinando todos los ingredientes.
8. Utilice un mezclador para combinar y convertir el glaseado en consistencia esponjosa.
9. Extienda el glaseado en la parte superior de los rozaduras.

Valor nutricional:

- Calorías127
- Grasa total 13.7g
- Grasa saturada 9 g
- Colesterol 102.9mg
- Sodio 107.3mg
- Potasio 457 mg
- Carbohidratos totales 5.5g
- Fibra dietética 1.3g
- Proteína 5.3g
- Azúcares totales 1.5g

Chaffle de taco

Tiempo de preparación: 15 minutos

Tiempo de cocción: 20 minutos

Porciones: 4

Ingredientes:

- 1 cucharada de aceite de oliva
- 1 libra de carne molida
- 1 cucharadita de comino molido
- 1 cucharadita de chile en polvo
- 1/4 cucharadita de cebolla en polvo
- 1/2 cucharadita de ajo en polvo
- Sal al gusto
- 4 rozaduras básicas
- 1 taza de repollo picado
- 4 cucharadas de salsa (sin azúcar)

método:

1. Vierta el aceite de oliva en una sartén a fuego medio.
2. Agregue la carne molida.
3. Sazona con la sal y las especias.
4. Cocine hasta que estén marrones y desmenuzados.
5. Dobla el chaffle para crear una "cáscara de taco".
6. Rellena cada taco de rozaduras con repollo.
7. Cubra con la carne molida y salsa.

Valor nutricional:

- Calorías 255
- Grasa total 10.9g
- Grasa saturada 3.2g
- Colesterol 101mg
- Sodio 220mg
- Potasio 561mg
- Carbohidratos totales 3g
- Fibra dietética 1g
- Proteína 35.1g
- Azúcares totales 1.3g

Chaffle de parmesano de pollo

Tiempo de preparación: 15 minutos

Tiempo de cocción: 8 minutos

Porciones: 2

ingredientes:

Chaffle

- 1 huevo batido
- 1/4 de taza de queso cheddar rallado
- 1/8 de taza de queso parmesano rallado
- 1 cucharadita de queso crema
- 1/2 taza de carne de pechuga de pollo, rallada
- 1/8 cucharadita de ajo en polvo
- 1 cucharadita de condimento italiano

Coberturas

- 1 cucharada de salsa de pizza (sin azúcar)
- 2 rebanadas de queso provolone

método:

1. Conecta tu fabricante de gofres.
2. Combine todos los ingredientes del gasa en un tazón.
3. Mezcle bien.
4. Agregue la mitad de la mezcla al fabricante de gofres.
5. Cocine durante 4 minutos.
6. Repita con el siguiente chaffle.
7. Esparce la salsa de pizza encima de cada rozadura y pon Provolone encima.

Valor nutricional:

- Calorías125
- Grasa total 8.3g
- Grasa saturada 4 g
- Colesterol 115.3mg
- Sodio 285.7mg
- Potasio 760 mg
- Carbohidratos totales 2.6g
- Fibra dietética 0.3g
- Proteína 9.4g

Choza de ajo de queso

Tiempo de preparación: 10 minutos

Tiempo de cocción: 8 minutos

Porciones: 2

ingredientes:

Chaffle

- 1 huevo
- 1 cucharadita de queso crema
- 1/2 taza de queso mozzarella rallado
- 1/2 cucharadita de ajo en polvo
- 1 cucharadita de condimento italiano

topping

- 1 cucharada de mantequilla
- 1/2 cucharadita de ajo en polvo
- 1/2 cucharadita de condimento italiano
- 2 cucharadas de queso mozzarella rallado

método:

1. Conecta tu fabricante de gofres para precalentar.
2. Precalentar el horno a 350 grados F.
3. En un tazón, combine todos los ingredientes del gasa.
4. Cocine en el fabricante de gofres durante 4 minutos por rozadura.
5. Transfiéralo a una bandeja para hornear.
6. Esparce la mantequilla encima de cada paja.
7. Espolvorea ajo en polvo y condimento italiano en la parte superior.
8. Cubra con queso mozzarella.

9. Hornee hasta que el queso se haya derretido.

Valor nutricional:

- Calorías141
- Grasa total 13 g
- Grasa saturada 8 g
- Colesterol 115,8 mg
- Sodio 255,8 mg
- Potasio 350 mg
- Carbohidratos totales 2.6g
- Fibra dietética 0.7g

Sándwich de chaffle de pollo

Tiempo de preparación: 5 minutos

Tiempo de cocción: 15 minutos

Porciones: 2

ingredientes:

- 1 filete de pechuga de pollo, cortado en tiras
- Sal y pimienta al gusto
- 1 cucharadita de romero seco
- 1 cucharada de aceite de oliva
- 4 rozaduras básicas
- 2 cucharadas de mantequilla, derretida
- 2 cucharadas de queso parmesano rallado

método:

1. Sazona las tiras de pollo con sal, pimienta y romero.
2. Agregue el aceite de oliva a una sartén a fuego medio-bajo.
3. Cocine el pollo hasta que se dore por ambos lados.
4. Esparce la mantequilla encima de cada paja.
5. Espolvorea queso en la parte superior.
6. Coloque el pollo en la parte superior y superior con otro chaffle.

Valor nutricional:

- Calorías 262
- Grasa total 20g
- Grasa saturada 9.2g
- Colesterol 77mg
- Sodio 270mg
- Potasio 125mg
- Carbohidratos totales 1g
- Fibra dietética 0.2g
- Proteína 20.2g
- Azúcares totales 0g

Chaffle de pan de maíz

Tiempo de preparación: 5 minutos

Tiempo de cocción: 8 minutos

Porciones: 2

ingredientes:

- 1 huevo batido
- 1/2 taza de queso cheddar rallado
- 5 rebanadas de jalapeño encurtido, picado y drenado
- 1 cucharadita de salsa picante
- 1/4 cucharadita de extracto de maíz
- Sal al gusto

método:

1. Combine todos los ingredientes en un tazón mientras precalenta su fabricante de gofres.
2. Agregue la mitad de la mezcla al dispositivo.
3. Sellar y cocinar durante 4 minutos.
4. Deje enfriar un plato durante 2 minutos.
5. Repita los pasos para el segundo rozaduras.

Valor nutricional:

- Calorías150
- Grasa total 11.8g
- Grasa saturada 7 g
- Colesterol 121mg
- Sodio 1399.4mg
- Potasio 350 mg
- Carbohidratos totales 1.1g
- Fibra dietética 0g
- Proteína 9.6g
- Azúcares totales 0.2g

Lt Chaffle Sandwich

Tiempo de preparación: 10 minutos

Tiempo de cocción: 15 minutos

Porciones: 2

ingredientes:

- Spray de cocina
- 4 rebanadas de tocino
- 1 cucharada de mayonesa
- 4 rozaduras básicas
- 2 hojas de lechuga
- 2 rodajas de tomate

método:

1. Cubra la sartén con papel de aluminio y colóquela a fuego medio.
2. Cocine el tocino hasta que esté dorado y crujiente.
3. Extienda la mayonesa encima del chaffle.
4. Cubra con la lechuga, el tocino y el tomate.
5. Cubra con otro chaffle.

Valor nutricional:

- Calorías 238
- Grasa total 18.4g
- Grasa saturada 5.6g
- Colesterol 44mg
- Sodio 931mg
- Potasio 258mg
- Carbohidratos totales 3g
- Fibra dietética 0.2g
- Proteína 14.3g
- Azúcares totales 0.9g

Descuidado Joe Chaffle

Tiempo de preparación: 15 minutos

Tiempo de cocción: 15 minutos

Porciones: 2

ingredientes:

- 1 cucharadita de aceite de oliva
- 1 libra de carne molida
- Sal y pimienta al gusto
- 1 cucharadita de cebolla en polvo
- 1 cucharadita de ajo en polvo
- 3 cucharadas de pasta de tomate
- 1 cucharada de chile en polvo
- 1 cucharadita de mostaza en polvo
- 1/2 cucharadita de pimentón
- 1/2 taza de caldo de carne
- 1 cucharadita de aminoácidos de coco
- 1 edulcorante de cucharadita
- 4 chaffles de pan de maíz

método:

1. Vierta el aceite de oliva en una sartén a fuego medio-alto.
2. Agregue la carne molida.
3. Sazona con sal, pimienta y especias.
4. Cocine durante 5 minutos, revolviendo ocasionalmente.
5. Agregue el caldo de ternera, los aminoácidos de coco y el edulcorante.
6. Reduzca el fuego y cocine a fuego lento durante 10 minutos.

7. Cubra el chaffle de pan de maíz con la mezcla de carne molida.
8. Cubra con otro chaffle.

<u>Valor nutricional:</u>

- Calorías 334
- Grasa total 12.1g
- Grasa saturada 4g
- Colesterol 135mg
- Sodio 269mg
- Potasio 887mg
- Carbohidratos totales 6.5g
- Fibra dietética 2g
- Proteína 48.2g
- Azúcares totales 2.9g

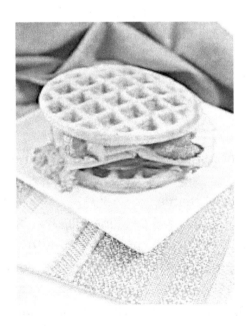

Pastel de gasa de mantequilla de maní

Tiempo de preparación: 10 minutos

Tiempo de cocción: 10 minutos

Porciones: 2

ingredientes:

Chaffle

- 1 huevo batido
- 1/4 cucharadita de polvo de hornear
- 2 cucharadas de mantequilla de maní en polvo (sin azúcar)
- 1/4 cucharadita de extracto de mantequilla de maní
- 1 cucharada de crema pesada para batir
- 2 cucharadas de edulcorante

alcorza

- 2 cucharadas de edulcorante
- 1 cucharada de mantequilla
- 1 cucharada de mantequilla de maní (sin azúcar)
- 2 cucharadas de queso crema
- 1/4 cucharadita de vainilla

método:

1. Precalentar a tu fabricante de gofres.
2. En un tazón grande, combine todos los ingredientes para el chaffle.
3. Vierta la mitad de la mezcla en el fabricante de gofres.
4. Sellar y cocinar durante 4 minutos.
5. Repita los pasos para hacer el segundo chaffle.
6. Mientras dejas enfriar las castas, agrega los ingredientes glaseados en un tazón.

7. Utilice una batidora para convertir la mezcla en glaseado esponjoso.
8. Esparce el glaseado en la parte superior de los rozaduras y sirve.

Valor nutricional:

- Calorías192
- Grasa total 17 g
- Grasa saturada 8 g
- Colesterol 97,1 mg
- Sodio 64,3 mg
- Potasio 342 mg
- Carbohidratos totales 3,6 g
- Fibra dietética 0,6 g
- Proteína 5,5 g
- Azúcares totales 1,8 g

Chaffle de coliflor de ajo

Tiempo de preparación: 5 minutos

Tiempo de cocción: 8 minutos

Porciones: 2

ingredientes:

- 1 huevo batido
- 1 taza de arroz de coliflor
- 1/2 taza de queso cheddar rallado
- 1 cucharadita de ajo en polvo

método:

1. Conecta tu fabricante de gofres.
2. Mezcle todos los ingredientes en un tazón.
3. Transfiera la mitad de la mezcla al fabricante de gofres.
4. Cierre el dispositivo y cocine durante 4 minutos.
5. Ponga el chaffle en un plato para enfriar durante 2 minutos.
6. Repita el procedimiento para hacer el siguiente chaffle.

Valor nutricional:

- Calorías 178
- Grasa total 12.5g
- Grasa saturada 7g
- Colesterol 112mg
- Sodio 267mg
- Carbohidratos totales 4.9g
- Fibra dietética 0.1g
- Azúcares totales 2.7g
- Proteína 12g

- Potasio 73mg

•

82. Chaffle apple pie

Tiempo de preparación: 5 minutos

Tiempo de cocción: 8 minutos

Porciones: 2

ingredientes:

- 1 huevo
- 1/2 taza de queso mozzarella
- 1 cucharadita de especia de pastel de manzana
- 1 cucharada de chips de chocolate (sin azúcar)

método:

1. Mezcle todos los ingredientes en un tazón mientras el fabricante de gofres está precalentando.
2. Agregue la mitad de la mezcla en el fabricante de gofres.
3. foca. Cocine durante 4 minutos.
4. Ponga el chaffle en un plato para enfriar durante 2 minutos.
5. Repita los pasos para cocinar el segundo chaffle.

Valor nutricional:

- Calorías 165
- Grasa total 10.2g
- Grasa saturada 5.2g
- Colesterol 174mg
- Sodio 156mg
- Carbohidratos totales 8.3g
- Fibra dietética 0.6g
- Azúcares totales 5.9g
- Proteína 10.4g
- Potasio 109mg

Chaffles de salchichas italianas

Tiempo de preparación: 5 minutos

Tiempo de cocción: 8 minutos

Porciones: 2

ingredientes:

- 1 huevo batido
- 1 taza de queso cheddar rallado
- 1/4 de taza de queso parmesano rallado
- 1 lb. Salchicha italiana, desmoronada
- 2 cucharaditas de polvo de hornear
- 1 taza de harina de almendras

método:

1. Precalentar a tu fabricante de gofres.
2. Mezcle todos los ingredientes en un tazón.
3. Vierta la mitad de la mezcla en el fabricante de gofres.
4. Cubra y cocine durante 4 minutos.
5. Transfiéralo a un plato.
6. Deja enfriar para hacerlo crujiente.
7. Haga los mismos pasos para hacer el siguiente chaffle.

Valor nutricional:

- Calorías 332
- Grasa total 27.1g
- Grasa saturada 10.2g
- Colesterol 98mg
- Sodio 634mg
- Carbohidratos totales 1.9g
- Fibra dietética 0.5g
- Azúcares totales 0.1g
- Proteína 19.6g
- Potasio 359mg

Chaffle básico

Tiempo de preparación: 5 minutos

Tiempo de cocción: 8 minutos

Porción: 2

ingredientes:

- Spray de cocina
- 1 huevo
- 1/2 taza de queso cheddar rallado

método:

1. Enciende tu fabricante de gofres.
2. Engrase ambos lados con spray de cocción.
3. Batir el huevo en un tazón.
4. Agregue el queso cheddar.
5. Vierta la mitad de la masa en el fabricante de gofres.
6. Sellar y cocinar durante 4 minutos.
7. Retire el chaffle lentamente del fabricante de gofres.
8. Deje reposar durante 3 minutos.
9. Vierta la masa restante en el fabricante de gofres y repita los pasos.

Valor nutricional:

- Calorías 191
- Grasa total 23 g
- Grasa saturada 14 g
- Colesterol 223 mg
- Sodio 413 mg
- Potasio 116 mg
- Carbohidratos totales 1 g
- Fibra dietética 1 g
- Proteína 20 g
- Azúcares totales 1 g

Chaffle de Keto con harina de almendras

Tiempo de preparación: 5 minutos

Tiempo de cocción: 8 minutos

Porciones: 2

ingredientes:

- 1 huevo batido
- 1/2 taza de queso cheddar rallado
- 1 cucharada de harina de almendras

método:

1. Enciende tu fabricante de gofres.
2. Mezcle todos los ingredientes en un tazón.
3. Vierta la mitad de la masa en el fabricante de gofres.
4. Cierre el dispositivo y cocine durante 4 minutos.
5. Retirar del fabricante de gofres.
6. Deje reposar de 2 a 3 minutos.
7. Repita los pasos con la masa restante.

Valor nutricional:

- Calorías 145
- Grasa total 11 g
- Grasa saturada 7 g
- Colesterol 112 mg
- Sodio 207 mg
- Potasio 158 mg
- Carbohidratos totales 1 g
- Fibra dietética 1 g
- Proteína 10 g

- Azúcares totales 1 g

Chaffle de ajo

Tiempo de preparación: 5 minutos

Tiempo de cocción: 8 minutos

Porción: 2

ingredientes:

- 1 huevo
- 1/2 taza de queso cheddar, batido
- 1 cucharadita de harina de coco
- Pellizcar el ajo en polvo

método:

1. Conecta tu fabricante de gofres.
2. Batir el huevo en un tazón.
3. Agregue el resto de los ingredientes.
4. Vierte la mitad de la masa en tu fabricante de gofres.
5. Cocine durante 4 minutos.
6. Retire el gofre y deje reposar durante 2 minutos.
7. Haga los mismos pasos con el bateador restante.

Valor nutricional:

- Calorías 170
- Grasa total 14 g
- Grasa saturada 6 g
- Colesterol 121 mg
- Sodio 220 mg
- Potasio 165 mg
- Carbohidratos totales 2 g
- Fibra dietética 1 g
- Proteína 10 g
- Azúcares totales 1 g

Chaffle de tocino

Tiempo de preparación: 5 minutos

Tiempo de cocción: 8 minutos

Porciones: 2

ingredientes:

- 1 huevo
- 1/2 taza de queso cheddar rallado
- 1 cucharadita de polvo de hornear
- 2 cucharadas de harina de almendras
- 3 cucharadas de trozos de tocino, cocidos

método:

1. Enciende tu fabricante de gofres.
2. Batir el huevo en un tazón.
3. Agregue el queso, el polvo de hornear, la harina de almendras y los trozos de tocino.
4. Vierta la mitad de la masa en el fabricante de gofres.
5. Cierre el dispositivo.
6. Cocine durante 4 minutos.
7. Abra y transfiera gofres en un plato. Dejar enfriar durante 2 minutos.
8. Repita el mismo procedimiento con la masa restante.

Valor nutricional:

- Calorías 147
- Grasa total 11,5 g
- Grasa saturada 5,4 g
- Colesterol 88 mg
- Sodio 286 mg
- Potasio 243 mg
- Carbohidratos totales 1,7 g
- Fibra dietética 1 g
- Proteína 9,8 g
- Azúcares totales 1 g

Azafrán de arándanos

Tiempo de preparación: 10 minutos

Tiempo de cocción: 8 minutos

Porciones: 2

ingredientes:

- 1 huevo batido
- 1/2 taza de queso mozzarella rallado
- 1 cucharadita de polvo de hornear
- 2 cucharadas de harina de almendras
- 2 cucharaditas de edulcorante
- 1/4 de taza de arándanos picados

método:

1. Combine todos los ingredientes en un tazón. Mezcle bien.
2. Encienda el fabricante de gofres.
3. Vierta la mitad de la mezcla en el dispositivo de cocción.
4. Ciérrelo y cocine durante 4 minutos.
5. Abra el fabricante de gofres y transfiéralo a un plato.
6. Dejar enfriar durante 2 minutos.
7. Agregue la mezcla restante al fabricante de gofres y repita los pasos.

Valor nutricional:

- Calorías 175
- Grasa total 4.3g
- Grasa saturada 1.5g
- Colesterol 86mg
- Sodio 76mg
- Potasio 296mg
- Carbohidratos totales 6.6g
- Fibra dietética 1.7g
- Proteína 5.3g
- Azúcares totales 2g

Chaffle de canela

Tiempo de preparación: 5 minutos

Tiempo de cocción: 8 minutos

Porciones: 2

ingredientes:

- 1 huevo
- 1/2 taza de queso mozzarella rallado
- 2 cucharadas de harina de almendras
- 1 cucharadita de polvo de hornear
- 1 cucharadita de vainilla
- 2 cucharaditas de canela
- 1 edulcorante de cucharadita

método:

1. Precalentar a tu fabricante de gofres.
2. Batir el huevo en un tazón.
3. Agregue el resto de los ingredientes.
4. Transfiera la mitad de la masa al fabricante de gofres.
5. Cierre y cocine durante 4 minutos.
6. Abre y pon el gofre en un plato. Dejar enfriar durante 2 minutos.
7. Haga los mismos pasos para el bateador restante.

Valor nutricional:

- Calorías 136
- Grasa total 7.4g
- Grasa saturada 2.9g
- Colesterol 171mg
- Sodio 152mg
- Potasio 590mg
- Carbohidratos totales 9.6g
- Fibra dietética 3.6g
- Proteína 9.9g
- Azúcares totales 1g

Chaffle de mantequilla de nuez

Tiempo de preparación: 10 minutos

Tiempo de cocción: 8 minutos

Porciones: 2

ingredientes:

- 1 huevo
- 1/2 taza de queso mozzarella rallado
- 2 cucharadas de harina de almendras
- 1/2 cucharadita de polvo de hornear
- 1 cucharada de edulcorante
- 1 cucharadita de vainilla
- 2 cucharadas de mantequilla de nueces

método:

1. Encienda el fabricante de gofres.
2. Batir el huevo en un tazón y combinar con el queso.
3. En otro tazón, mezcle la harina de almendras, el polvo de hornear y el edulcorante.
4. En el tercer tazón, mezcle el extracto de vainilla y la mantequilla de nueces.
5. Añadir gradualmente la mezcla de harina de almendras en la mezcla de huevo.
6. Luego, agregue el extracto de vainilla.
7. Vierta la masa en el fabricante de gofres.
8. Cocine durante 4 minutos.
9. Transfiéralo a un plato y deja enfriar durante 2 minutos.
10. Repita los pasos con la masa restante.

Valor nutricional:

- Calorías 168
- Grasa total 15.5g
- Grasa saturada 3.9g
- Colesterol 34mg
- Sodio 31mg
- Potasio 64mg
- Carbohidratos totales 1.6g
- Fibra dietética 1.4g
- Proteína 5.4g
- Azúcares totales 0.6g

Expert

Chaffle de limón

Tiempo de preparación: 10 minutos

Tiempo de cocción: 12 minutos

Porciones: 3-4

ingredientes:

- 1 huevo
- 1/4 de taza de queso mozzarella rallado
- 1 oz. de queso crema
- 2 cucharaditas de jugo de limón
- 2 cucharadas de edulcorante
- 1 cucharadita de polvo de hornear
- 4 cucharadas de harina de almendras

método:

1. Precalentar a tu fabricante de gofres.
2. Batir el huevo en un tazón.
3. Agregue los dos quesos.
4. Agregue los ingredientes restantes.
5. Mezcle bien.
6. Vierta la masa en el fabricante de gofres.
7. Cocine durante 4 minutos.
8. Abra y deje cocinar el gofre durante 2 minutos.
9. Agregue la masa restante al dispositivo y repita los pasos.

Valor nutricional:

- Calorías 166
- Grasa total 9.5g
- Grasa saturada 4.3g
- Colesterol 99mg
- Sodio 99mg
- Potasio 305mg
- Carbohidratos totales 3.7g
- Fibra dietética 1g
- Proteína 5.6g

Muffin de nuez de plátano

Tiempo de preparación: 10 minutos

Tiempo de cocción: 12 minutos

Porciones: 3-4

ingredientes:

- 1 huevo
- 1 oz. de queso crema
- 1/4 de taza de queso mozzarella rallado
- 1 cucharadita de extracto de plátano
- 2 cucharadas de edulcorante
- 1 cucharadita de polvo de hornear
- 4 cucharadas de harina de almendras
- 2 cucharadas de nueces picadas

método:

1. Combine todos los ingredientes en un tazón.
2. Encienda el fabricante de gofres.
3. Agregue la masa al fabricante de gofres.
4. Sellar y cocinar durante 4 minutos.
5. Abra y transfiera el gofre a un plato. Dejar enfriar durante 2 minutos.
6. Haga los mismos pasos con la mezcla restante.

Valor nutricional:

- Calorías 169
- Grasa total 14g
- Grasa saturada 4.6g
- Colesterol 99mg
- Sodio 98mg
- Potasio 343mg
- Carbohidratos totales 5.6g
- Fibra dietética 2g
- Proteína 7.5g
- Azúcares totales 0.6g

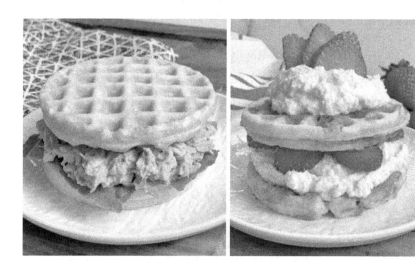

Chaffle de chocolate

Tiempo de preparación: 5 minutos

Tiempo de cocción: 8 minutos

Porciones: 2

ingredientes:

- 1 huevo
- 1/2 taza de queso mozzarella rallado
- 1/2 cucharadita de polvo de hornear
- 2 cucharadas de cacao en polvo
- 2 cucharadas de edulcorante
- 2 cucharadas de harina de almendras

método:

1. Enciende tu fabricante de gofres.
2. Batir el huevo en un tazón.
3. Agregue el resto de los ingredientes.
4. Ponga la mezcla en el fabricante de gofres.
5. Selle el dispositivo y cocine durante 4 minutos.
6. Abra y transfiera el chaffle a un plato para enfriar durante 2 minutos.
7. Realice los mismos pasos utilizando la mezcla restante.

Valor nutricional:

- Calorías 149
- Grasa total 10.8g
- Grasa saturada 2.4g
- Colesterol 86mg
- Sodio 80mg
- Potasio 291mg
- Carbohidratos totales 9g
- Fibra dietética 4.1g
- Proteína 8.8g
- Azúcares totales 0.3g

Sirope de arce y chaffle de vainilla

Tiempo de preparación: 10 minutos

Tiempo de cocción: 12 minutos

Porciones: 3

ingredientes:

- 1 huevo batido
- 1/4 de taza de queso mozzarella rallado
- 1 oz. de queso crema
- 1 cucharadita de vainilla
- 1 cucharada de sirope de arce de keto
- 1 edulcorante de cucharadita
- 1 cucharadita de polvo de hornear
- 4 cucharadas de harina de almendras

método:

1. Precalentar a tu fabricante de gofres.
2. Agregue todos los ingredientes a un tazón.
3. Mezcle bien.
4. Vierta parte de la masa en el fabricante de gofres.
5. Cubra y cocine durante 4 minutos.
6. Transfiera el gasa a un plato y deje enfriar durante 2 minutos.
7. Repita el mismo proceso con la mezcla restante.

Valor nutricional:

- Calorías 146
- Grasa total 9.5g
- Grasa saturada 4.3g
- Colesterol 99mg
- Potasio 322mg
- Sodio 99mg
- Carbohidratos totales 10.6g
- Fibra dietética 0.9g
- Proteína 5.6g
- Azúcares totales 6.4g

Chaffle con sabor a pizza

Tiempo de preparación: 10 minutos

Tiempo de cocción: 12 minutos

Porciones: 3

ingredientes:

- 1 huevo batido
- 1/2 taza de queso cheddar rallado
- 2 cucharadas de pepperoni picado
- 1 cucharada de salsa keto marinara
- 4 cucharadas de harina de almendras
- 1 cucharadita de polvo de hornear
- 1/2 cucharadita de condimento italiano seco
- Queso parmesano rallado

método:

1. Precalentar a tu fabricante de gofres.
2. En un tazón, mezcle el huevo, el queso cheddar, el pepperoni, la salsa marinara, la harina de almendras, el polvo de hornear y el condimento italiano.
3. Agregue la mezcla al fabricante de gofres.
4. Cierre el dispositivo y cocine durante 4 minutos.
5. Ábrelo y transfiere el chaffle a un plato.
6. Dejar enfriar durante 2 minutos.
7. Repita los pasos con la masa restante.
8. Cubra con el parmesano rallado y sirva.

Valor nutricional:

- Calorías 179
- Grasa total 14.3g
- Grasa saturada 7.5g
- Colesterol 118mg
- Sodio 300mg
- Potasio 326mg
- Carbohidratos totales 1.8g
- Fibra dietética 0.1g
- Proteína 11.1g
- Azúcares totales 0.4g

Chaffle de terciopelo rojo

Tiempo de preparación: 5 minutos

Tiempo de cocción: 12 minutos

Porciones: 3

ingredientes:

- 1 huevo
- 1/4 de taza de queso mozzarella rallado
- 1 oz. de queso crema
- 4 cucharadas de harina de almendras
- 1 cucharadita de polvo de hornear
- 2 cucharaditas de edulcorante
- 1 cucharadita de extracto de terciopelo rojo
- 2 cucharadas de cacao en polvo

método:

1. Combine todos los ingredientes en un tazón.
2. Conecta tu fabricante de gofres.
3. Vierta parte de la masa en el fabricante de gofres.
4. Sellar y cocinar durante 4 minutos.
5. Abrir y transferir a una placa.
6. Repita los pasos con la masa restante.

Valor nutricional:

- Calorías 126
- Grasa total 10.1g
- Grasa saturada 3.4g
- Colesterol 66mg
- Sodio 68mg
- Potasio 290mg
- Carbohidratos totales 6.5g
- Fibra dietética 2.8g
- Proteína 5.9g
- Azúcares totales 0.2g

Chaffle Tortilla

Tiempo de preparación: 5 minutos

Tiempo de cocción: 8 minutos

Porciones: 2

ingredientes:

- 1 huevo
- 1/2 taza de queso cheddar rallado
- 1 cucharadita de polvo de hornear
- 4 cucharadas de harina de almendras
- 1/4 cucharadita de ajo en polvo
- 1 cucharada de leche de almendras
- Salsa casera
- crema agria
- Pimienta jalapeño, picada

método:

1. Precalentar a tu fabricante de gofres.
2. Batir el huevo en un tazón.
3. Agregue el queso, el polvo de hornear, la harina, el ajo en polvo y la leche de almendras.
4. Vierta la mitad de la masa en el fabricante de gofres.
5. Cubra y cocine durante 4 minutos.
6. Abrir y transferir a una placa. Dejar enfriar durante 2 minutos.
7. Haz lo mismo con el bateador restante.
8. Cubra el gofre con salsa, crema agria y pimienta de jalapeño.
9. Tira el waffle.

Valor nutricional:

- Calorías 225
- Grasa total 17.6g
- Grasa saturada 9.9g
- Colesterol 117mg
- Sodio 367mg
- Potasio 366mg
- Carbohidratos totales 6g
- Fibra dietética 0.8g
- Proteína 11.3g
- Azúcares totales 1.9g

Churro Chaffle

Tiempo de preparación: 5 minutos

Tiempo de cocción: 8 minutos

Porciones: 2

ingredientes:

- 1 huevo
- 1/2 taza de queso mozzarella rallado
- 1/2 cucharadita de canela
- 2 cucharadas de edulcorante

método:

1. Enciende la plancha de gofres.
2. Batir el huevo en un tazón.
3. Agregue el queso.
4. Vierta la mitad de la mezcla en el fabricante de gofres.
5. Cubre la plancha de gofres.
6. Cocine durante 4 minutos.
7. Mientras espera, mezcle la canela y el edulcorante en un tazón.
8. Abra el dispositivo y remoje el gofre en la mezcla de canela.
9. Repita los pasos con la masa restante.

Valor nutricional:

- Calorías 106
- Grasa total 6.9g
- Grasa saturada 2.9g
- Colesterol 171mg
- Sodio 147mg
- Potasio 64mg
- Carbohidratos totales 5.8g
- Fibra dietética 2.6g
- Proteína 9.6g
- Azúcares totales 0.4g

Chaffle con chispas de chocolate

Tiempo de preparación: 5 minutos

Tiempo de cocción: 8 minutos

Porciones: 2

ingredientes:

- 1 huevo
- 1/2 cucharadita de harina de coco
- 1/4 cucharadita de polvo de hornear
- 1 edulcorante de cucharadita
- 1 cucharada de crema pesada para batir
- 1 cucharada de chips de chocolate

método:

1. Precalentar a tu fabricante de gofres.
2. Batir el huevo en un tazón.
3. Agregue la harina, el polvo de hornear, el edulcorante y la crema.
4. Vierta la mitad de la mezcla en el fabricante de gofres.
5. Espolvorea las chispas de chocolate en la parte superior y cierra.
6. Cocine durante 4 minutos.
7. Retire el toba y colórelo en un plato.
8. Haga el mismo procedimiento con el bateador restante.

Valor nutricional:

- Calorías 146
- Grasa total 10 g
- Grasa saturada 7 g
- Colesterol 88 mg
- Sodio 140 mg
- Potasio 50 mg
- Carbohidratos totales 5 g
- Fibra dietética 3 g
- Proteína 6 g
- Azúcares totales 1 g

Sándwich de chaffle de desayuno

Tiempo de preparación: 10 minutos

Tiempo de cocción: 10 minutos

Porción: 1

ingredientes:

- 2 chozas cocidas básicas
- Spray de cocina
- 2 rebanadas de tocino
- 1 huevo

método:

1. Rocía la sartén con aceite.
2. Colóquelo a fuego medio.
3. Cocine el tocino hasta que esté dorado y crujiente.
4. Ponga el tocino encima de un chaffle.
5. En la misma sartén, cocine el huevo sin mezclar hasta que se ajuste la yema.
6. Agregue el huevo encima del tocino.
7. Cubra con otro chaffle.

Valor nutricional:

- Calorías 514
- Grasa total 47 g
- Grasa saturada 27 g
- Colesterol 274 mg
- Sodio 565 mg
- Potasio 106 mg
- Carbohidratos totales 2 g
- Fibra dietética 1 g
- Proteína 21 g
- Azúcares totales 1 g

LISTA DE COMPRAS

pimienta

sal

Cebolla amarilla

huevos

coliflor

Bayas mixtas

extracto de vainilla

Extracto de almendras

edulcorante

Queso crema

requesón

Cheddar

Salsa barbacoa sin azúcar

tocino

carne molida

Queso parmesano rallado

Harina de almendras

Cebolla en polvo

ajo en polvo

La coliflor se desmorona

huevos

coco

Semillas de calabaza

Arándanos

mantequilla

Orégano seco

mozzarella

Aceitunas negras

Pepperoni de pavo

Tomates de uva

aceite de oliva

canela

Queso de cabra herbáceo

Cerdo molido

carne molida

Agua

whisky

Grasa de tocino

Vinagre de manzana

mayonesa

Cebolletas

Lombarda

Palillos

Brotes de alfalfa

cilantro

miel

Salsa de soja de tamari

Salsa de pescado

miel

Salsa de ajo chile

Leche de coco grasa

Mantequilla de maní

Queso suizo

mayonesa

Mostaza Dijon

chucrut

Carne de res en conserva

Mostaza Dijon

Tomillo seco

espinaca

zanahoria

champiñones

cerdo

cebolla

Semillas de sésamo

zumo de limón

cebolla

aceite de oliva

perejil

pollo

vaca

cerdo

camarón

Agua

Semillas de lino

aceite de coco

Polvo de hornear

zanahoria

aguacate

zumo de limón

jengibre

Fresas

Stevia

Escamas de coco

Pimiento

Arándanos

plátano

Leche de almendras

Tomates

brécol

CPSIA information can be obtained
at www.ICGtesting.com
Printed in the USA
BVHW091038030521
606322BV00002B/224

9 781802 414851